DES

ESCARRES NUMMULAIRES.

PARIS. — IMP. DE A. HENRY,
rue Git-le-Cœur, 8.

DES
ESCARRES NUMMULAIRES

ET DE LEUR EMPLOI

DANS LE TRAITEMENT

DES

MALADIES CHRONIQUES,

PAR LE COUPPEY,

Docteur en médecine.

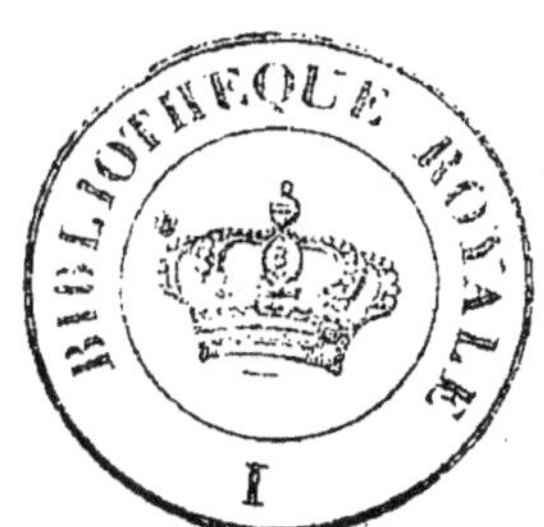

Ramener les forces vitales
au type naturel.

BICHAT

PARIS

CHEZ JULLIEN, LIBRAIRE,

QUAI DES GRANDS-AUGUSTINS, 27,

ET CHEZ L'AUTEUR, RUE PAGEVIN, 5,

PRÈS LA PLACE DES VICTOIRES.

—

1846

Appeler l'attention des praticiens sur une médication dynamique [1], susceptible de rendre les
plus grands services, alors que tous les moyens
usités sont sans effet curatif, tel est le but de cet
Opuscule.

Il eût été facile de citer nombre de faits à l'ap-
pui; mais on a tant abusé des observations *pro-
bantes*, que leur valeur est aujourd'hui bien souvent contestée.

Les praticiens essaieront cette médication [2] in-
dubitablement; le succès suffira pour la vulgariser
et pour diminuer d'autant le chiffre des maladies
incurables.

[1] Il n'est question ici que de l'action secondaire, médicatrice.

[2] Elle est sans aucun danger, et ne force pas les malades à
interrompre le cours de leurs occupations.

ESCARRES NUMMULAIRES

Le mot *nummulaire*, emprunté à la *Pyrotechnie chirurgicale*, désigne ici des escarres aplaties, circulaires, d'une grandeur variable.

On les obtient en appliquant sur la peau un mélange de potasse et de chaux délayé dans une forte teinture d'opium [1], en vue de rendre cette médication tout-à-fait exempte de douleur; et, pour avoir une escarre aussi sèche que possible, on varie la proportion des deux alcalis selon l'état hygrométrique de l'atmosphère et le plus ou moins de consistance du derme. Une lame de plomb flexible et fenêtrée facilite singulièrement l'application de la pâte escarotique, dont on étend une couche uniforme sur le lieu d'élection, à l'aide de la spatule qui se trouve dans toutes les trousses. Le même instrument sert aussi à enlever le topi-

---

[1] L'idée d'associer l'opium aux escarotiques n'est pas nouvelle. On lit dans le Dictionnaire de S. Cooper, à l'article *Calx cum kali puro* : « Mr Else used to mix the caustic with powdered opium, by which, it is said, that the sloughs were made with little, or no pain to the patient. »

que lorsqu'il a produit l'effet désiré. On lave alors la partie avec de l'eau acidulée, et on recouvre l'escarre de sparadrap de diachylon.

Par des pansements ultérieurs, on s'attache à prévenir l'inflammation, à éviter la suppuration autant que possible, à retarder enfin la chute de l'escarre. Pour cela, on y applique chaque jour, suivant le cas, soit un linge fin enduit de cérat bien frais, soit une toile couverte d'un emplâtre spara-drapé, soit une couche de lycopode ou de char-bon pulvérisé et lavé.

L'escarre, formant avec le tissu subjacent quel-que chose d'analogue à un élément de la pile vol-taïque, agit d'une manière incessante, *sui generis*, sur la fonction d'ensemble dévolue à l'organe ma-lade en regard duquel on l'a établie, sur la fonc-tion spéciale de chaque élément organique [1], sur la nutrition particulière à chacun d'eux, qu'elle tend à ramener au type naturel, normal, physiolo-gique.

Cette médication, aidée des moyens hygiéniques appropriés, convient dans les maladies essentielle-ment dynamiques; dans les affections chroniques qui ne sont pas encore ou ne sont plus inflamma-

---

[1] La digestion est pour l'estomac les fonctions d'ensemble; l'in-nervation, la circulation capillaire, etc., sont les fonctions des élé-ments organiques.

toires ; dans plusieurs qui ne révèlent ce caractère qu'accidentellement ; dans toutes celles qui consistent simplement, à leur début, en des désordres fonctionnels, préludes de lésions organiques profondes, et bien souvent alors au-dessus des ressources de l'art.

Nous allons brièvement en indiquer quelques unes, et mettre ainsi sur la voie de tous les cas où les escarres nummulaires peuvent être employées avec succès.

APEPSIE IDIOPATHIQUE.—C'est le plus haut degré de ce trouble fonctionnel décrit sous les noms de *dyspepsie essentielle*, de *gastralgie nerveuse*, etc. Au commencement de l'ère physiologique, on la confondit, en général, avec la gastrite chronique ; mais bientôt quelques observateurs entreprirent de lui rendre son individualité, et les investigateurs les plus rigoureux n'y voient plus aujourd'hui qu'une affection dynamique des facultés digestives, qui ne se lie ni à une altération matérielle appréciable des organes de la digestion, ni à une maladie siégeant dans les viscères avec lesquels ils sympathisent.

Cependant la thérapeutique de cette névrose est bien loin d'avoir dit son dernier mot, et, à l'heure qu'il est, l'apepsie, sous le pseudonyme de *gastrite*, est encore à juste titre un épouvantail pour le pu-

blic. Tout le monde sait en effet combien il est dif-
ficile de ramener à l'état normal ces digestions
pénibles, douloureuses, accompagnées d'un mal-
aise quelconque, souvent indéfinissable : car les
désordres morbides se bornent rarement à l'estomac, il peut s'y joindre un ou plusieurs des phé-
nomènes suivants : céphalalgie, somnolence, ac-
cablement, inaptitude au travail, palpitations, etc.
Quelquefois la digestion stomacale paraît s'exécu-
ter parfaitement, et les fonctions des intestins
semblent seules en désarroi ; le chyme mal élaboré,
agissant sur lui à la manière d'un corps étranger,
il s'ensuit des flatuosités, de la diarrhée, et par-
fois même, à la longue, de véritables inflammations. En vain les malades, leurrés par l'espoir
de mettre un terme à leurs souffrances, s'impo-
sent – ils un régime sévère et modifient – ils leur
hygiène à l'infini ; la maladie reste tout au moins
stationnaire, si elle ne continue à faire de plus
rapides progrès, caractérisée par la tristesse habi-
tuelle, le découragement, la perte des forces et
de l'embonpoint. On leur prescrit les antiphlogis-
tiques et les délayants, les stimulants et les toni-
ques, les narcotiques et les antispasmodiques, etc.,
dont le résultat le plus constant est de leur per-
suader que le rétablissement de leur santé est au-
dessus des ressources de l'art.

Heureusement qu'il n'en est point ainsi. Des escarres dans la région épigastrique font promptement justice d'un mal qui tourmente la vie, s'il ne la met en danger. Mais il n'est pas toujours indispensable d'en venir là. On peut quelquefois obtenir la guérison par d'autres moyens, qui ne doivent point trouver place ici. Le malade s'en rapportera à la sagacité de son médecin, et celui-ci ne perdra pas de vue que les remèdes usités jusqu'à ce jour sont, pour la plupart, à peu près illusoires.

ARTHRITES. — A la suite des inflammations articulaires les mieux soignées, il reste souvent un sentiment de faiblesse, une extrême disposition à la fatigue, qui amène fréquemment de la tuméfaction, de la douleur, de la gêne dans les mouvements. Si l'articulation n'est plus malade, elle a la plus grande tendance à le devenir : les propriétés vitales des tissus dont elle est composée ont subi une profonde altération. Des escarres très-superficielles peuvent les ramener à leur état normal, surtout si l'on n'a pas attendu trop longtemps. Les affections chroniques sont, comme les taches, d'autant plus tenaces qu'elles ont plus d'ancienneté.

CARREAU. — Il consiste en une hétérotrophie des

ganglions mésentériques survenant chez des enfants prédisposés à la turberculisation. La thérapeutique doit donc présenter ici deux ordres de moyens : les uns ayant pour objet de faire cesser la diathèse tuberculeuse , les autres de ramener la nutrition ganglionnaire à son rythme normal. Les escarres que nous employons à cette intention sont petites, très-minces, et en général assez nombreuses. Mais que ne doit-on pas tenter pour la guérison d'une maladie à laquelle , de l'aveu des auteurs les plus modernes [1], on ne peut opposer qu'un traitement palliatif?

DIABÈTE. — Les travaux les plus récents, si remarquables d'ailleurs, ne nous ayant rien appris sur la nature intime de cette maladie, nous continuerons à y voir une perversion des facultés sécrétoires des reins, et nous persisterons à penser, avec l'illustre auteur de la *Nosographie philosophique*, que c'est le rétablissement de la force vitale qui procure, dans ce cas, comme dans beaucoup d'autres, une guérison solide. A cet effet, nous ferons des applications de pâte escarotique sur la région lombaire, sans négliger toutefois les moyens hygiéniques et autres qui pourraient tendre au

---

[1] Voy. *Traité de Nosographie médicale,* par J. Bouillaud, professeur à la Faculté de Paris, etc., 1846.

même but, quoique d'une manière moins directe.

Foie. — Les maladies chroniques de cet organe, hépatite chronique des auteurs, obstructions du vulgaire, etc., sont traitées par les escarres nummulaires avec le plus grand succès.

Gravelle. — Cette maladie, consistant, comme le diabète, en une altération dynamique de l'organe sécréteur de l'urine, requiert un traitement analogue, pour ne pas dire identique : des escarres dans la région lombaire, secondées par un régime approprié.

Hématémèse. — S'il est urgent de faire cesser l'exhalation anormale, dont le vomissement de sang n'est que la conséquence, il n'est pas moins important de corriger l'aberration des propriétés vitales, cause première de la plupart des hémorrhagies non traumatiques, et notamment de l'hématémèse. Pour arriver à ce but, nous employons avec succès les escarres nummulaires, tout en remplissant les indications particulières qui peuvent se présenter.

Hypertrophie du coeur. — Il n'est peut-être pas de maladie qui requière plus impérieusement une médication dynamique ; l'exagération de la nutrition n'est que l'effet de l'altération de la force vitale ; ramener celle-ci à son type naturel, c'est la condition *sine qua non* de toute guérison. Aussi, ne balançons-nous pas à recommander ici nos escarres nummulaires, dont on obtiendra de meilleurs résultats que des moyens rationnels ou empiriques employés jusqu'à présent dans les anévrysmes du cœur.

MIGRAINE. — Cette espèce de céphalalgie peut avoir pour point de départ l'encéphale ou l'estomac. Dans le premier cas, on applique le caustique sur le cuir chevelu ; dans le second, on se conforme à ce qui a été dit à l'occasion de l'apepesie.

PALPITATIONS. — L'auteur de la *Nosographie médicale* l'a dit : « Les changements dans les conditions dynamiques, lorsqu'ils sont portés à un certain degré, ne manquent jamais de donner naissance à des changements chimiques, à des lésions de composition ou de structure interne, et ces derniers, à leur tour, entraînent des changements dans la structure externe ou dans les conditions physiques et mécaniques des parties. » Les maladies du cœur sont bien propres à faire ressortir cette vérité ; beaucoup d'hypertrophies n'ont pas d'autre origine que des palpitations nerveuses.

Nous nous empresserons donc de leur opposer les moyens dont l'expérience a démontré l'efficacité, et surtout nos escarres, quand les palpitations seront purement idiopathiques.

PHTHISIE PULMONAIRE. — Quelque idée qu'on se fasse de la tuberculisation pulmonaire, tout le monde est d'accord sur l'importance qu'il y a d'établir, de bonne heure, avec certitude, le diagnostic de cette maladie, et les services qu'on peut attendre du stéthoscope. Pour en rendre l'application plus facile encore dans certains cas, nous avons entouré son extrémité *thoracique* d'un anneau en peau fine mollement rembourrée. Ce petit bourrelet circulaire, inutile, dira-t-on, dans les circonstances les plus ordinaires, ne gêne jamais le jeu de l'instrument, et, chez les sujets maigres, il remplit les vides intercostaux plus commodément que ne pourrait le faire de la ouate ou de la charpie.

Pour ce qui est du traitement de la phthisie, nous renverrons à ce que nous avons dit en parlant du carreau.

On le voit, c'est dans des affections réputées, pour la plupart, au-dessus des ressources de l'art, que nous employons les escarres nummulaires, et cela parce que l'expérience, ce critérium de toute médication, nous en a démontré l'efficacité. Nous terminerons cet aperçu, en recommandant aux personnes qui voudraient user de ce puissant modificateur, deux choses d'une égale importance à nos yeux : la première, d'éviter la suppuration autant que faire se pourra ; la seconde, de se borner, pendant la durée du traitement, aux moyens hygiéniques, et de se garder surtout des médicaments quels qu'ils soient.

FIN.

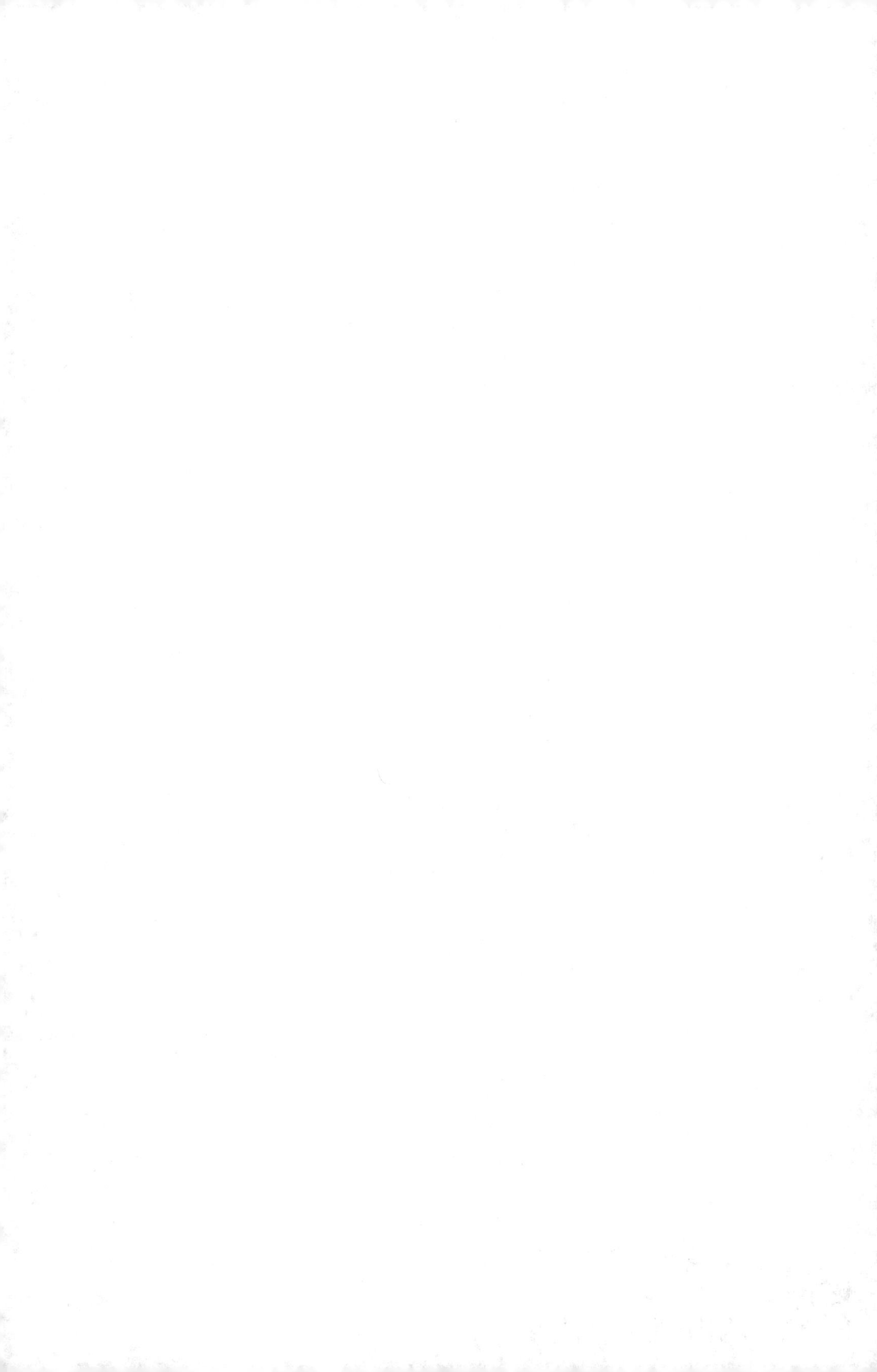